診療の片隅で

精神科医の私的体験記

安田素次
YASUDA Motoji

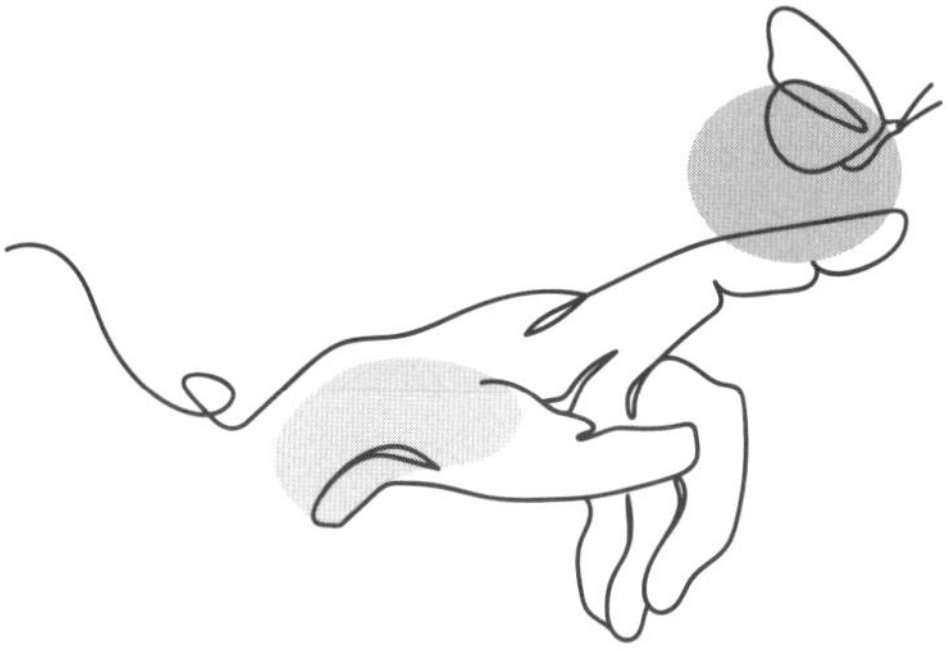

文芸社

目次

はじめに

自らが後期高齢期を迎えるにあたって、精神科医になって過去四十五年間でのこと、とりわけ最近の北海道大学医学部精神医学教室同門会誌へ投稿したエッセイ中心にまとめてみたくなった。

内容は著者が出会った患者さんやその家族のエピソード、自身の思い出などを綴った日常のエッセイからなる。

前段は臨床経験を外国文学作品の読後感と重ねあわせて考察したもの、中段は老年精神医療を通して日頃筆者が関心を抱いている主に高齢者の性差について言及したものになっている。そして後段は私人としての過去の思い出から一部現在の診療を振り返る章になっている。とりわけ後段は、はなはだ自分語りになるのをあえてかえりみず綴ったもので、その点をご寛恕願いたい。

本書で精神科診療から垣間見えるふとした身近な人生の機微について興味を抱いて戴く契機となれば望外の喜びである。

「罪と罰」

市立札幌病院精神医療センター部長時代の頃である。当時、毎週金曜日午前は、部長回診が予定されていた。いわばその週の新規入院患者さんの病状をチェックするという目的で、師長同伴で各病室を回診した。

たまたま二十代後半の男性で摂食障害かつ引きこもりで入院してきた患者さんに出会った。主治医の見解では背景に発達障害がありそうだという。ふと、その病床の枕元にドストエフスキーの『罪と罰』を見かけた。「こんな七面倒で分厚い小説を読んで疲れないのかい」と問うと「ちっとも」という意に介さない返答。「小説上の人物では誰が好きなのかな？」と問うと日頃寡黙と言われる彼には珍しく「ラスコーリニコフ」と咄嗟に返ってくる。殺人者を好むとはなんとなく嫌な感じがしたが……翌週の回診時には枕元は『カラマーゾフの兄弟』に変わっていた。「もう読了してしまったのかい？　次の小説で好きな人物は？」と問うと「イワンです」という答えが返ってくる。「どうして？」と今度は理由を確かめた。「(医療従事者の) 誰よりも (思考が画一的でなく) 知的だからです」との返答に思わず苦笑したが、ラスコーリニコフを偏愛するよりはましかと少しほっとした。

　それにしても今どきの青年がドストエフスキーを読むことに抵抗がないというのは不可思議に思えた。実際、北大医学部の「自殺学」の講義では、次のような医学生たちとのやりとりが最近あった。「サバイバーというのはここでは自殺されて残された者のこと言う。その心理は夏目漱石の『こゝろ』の先生の『決して残された自分が幸せになってはいけない』という心性によく表現されている。ところで『こゝろ』を読んだことがあるのは？」、挙手したのはたった一人であった。今どきの若者の文学離れを象徴するようなエピソードであるが、そんなご時勢で、いかに病室で何もすることがないとはいえ、日々ドストエフスキーに読みふけるとは羨ましいような気がするとともに、この青年は現代において突出した変わり者のような気がした。やはり発達障害なのだろうか……。

　その定義にしたがえば二十歳過ぎの頃、学園紛争たけなわとは言え、下宿にひきこもりモーツァルトとマーラー、ブルックナーの音楽そしてドストエフスキー、チェーホフの小説にふけっていた自分も現在なら引きこもりをともなった発達障害と診断をつけられていたのかもしれない。

　この齢になれば発達障害のなれの果てを疑われようと何でも良い。女性に「おたく」と忌み嫌われようと、もはや時効である。JR通勤中、さっそくドストエフスキーの『罪と罰』を読み直した。

まずラスコーリニコフの下宿先が四階建てのビルのさらにその奥の船室と呼ばれる屋根裏であることが印象的である。これって『罪と罰』を読むのは図書館の一室ではなく、ひょっとして閉鎖病棟の病室（できたら保護室？）が実は最も相応しいのではと思われてくる。あの青年の選択は正しかったのだ。師長の以下の苦言が思い出される。「次年度からの精神科救急合併症入院料算定のための入院期間が三カ月をすでに超えている患者さんです。にもかかわらず、経過が思わしくなく、未だ誰とも口をきかず、ちょっと困った症例なのです。主治医にプッレッシャーをかけてはいますが……」「貴重な三十八床中の一床です。先生からその女医さんに御注意戴ければ……」「一人ぐらいラスコーリニコフの心情を追体験する場としての病床を提供しても良いではないか」と内心、思ったが、立場上そうとも言えず「そうかい」「なるほど」とうなずくのみだった……。

ラスコーリニコフには、金貸し老婆殺人事件としてのみが印象に残されてきたが、主人公は同時に二人の人間を殺害していたのに今更ながら驚いた。第二の犯行直前の描写は以下のような主人公の回想で表現される。「彼は、自分が斧をもって近づいて行ったあの時のリザベータの表情を、まざまざと覚えていた。彼女は片手を前に差し出して、まったく子供のようなおびえた表情を顔に浮かべながら、壁のほうへ後ずさって行った。それは幼い子供が、ふいに何かにおびえて、その何かをまばたきもせず、不安そうに見つめながら、じりじりと後ずさって行き、小さな手を前に差しのべて、いまにも泣き出しそうになる、その様子にそっくりだった」

まさに、精神医学的には、情性欠如者（反社会性人格障害）の犯行ではないか？ 第一発見者とはいえ「リザベータ」まで殺害されなければいけないのは何故か？ 犯罪心理学上の必然を作者は認め、主人公に彼女まで殺害させることにしたのか？ 「リザベータを殺すつもりはなかった。ぼくは（金貸し老婆という）しらみを殺しただけじゃないか、ソーニャ、なんの役にも立たない、けがらわしい、有害なしらみをね」。第一の殺人に対しては言うに及ばず、第二の殺人に対する主人公の罪悪感がほとんど描かれてないのは謎である。いずれにしてもそれに対する作者の関心が余り向けられていないのは不可思議というほかない。

懲役七年もあまりに軽い印象を与える。弁護士をしている娘婿にその点を問いただすと、心神喪失扱いが大きいのではということであった。この量刑には予審判事ポルフィーリィの判断が大きく関わってくることになる。

読み進めるにつれ、金貸し老婆殺人事件以降、ラスコーリニコフに自白を迫ってゆく予審判事のポルフィーリィの心理に興味がもたれた。彼のラスコーリニコフを追及する仕方を見ていると、何かこのような容疑者がいつかは自分の前に現れるのをかねてから期待して待ち受けてきたかのように思われてくる。彼のちょっとした言葉「自分はもう終わった人間」「自分のような小役人」と表現しながら、「予審判事の仕事というのは芸術家のようなものでね」と言い換える。ラスコーリニコフのような容疑者とまるで碁や将棋をうつようにゲームを楽しみたいというふうにも思えてくる。この職業に似たものはこの世に、ほかにないだろうか？

ふと裁判官とともに審判に携わる精神科医が思い出された。医療観察法の対象者が生ずるたびに、年に数回だが審判員の依頼が来る。そのつど膨大な調書が渡されるのだが、刑事の記述が実に克明で面白い。供述と言動が執拗に繰り返し記載されてゆく。すでに責任能力なしとして、事実上処遇決定にのみにかかわる審判が多いのだが、本当に心神喪失なのかという疑問を払拭する尋問からつい始めてしまう。対象者にとってこれ程メンタルへルス上好ましくないやりとりはないに違いない。とりわけ知的能力の高い対象者となると、ラスコーリニコフに対するポルフィーリィにならざるを得ない。そして底意地の悪さとともに不思議に正直に自白して欲しいと願ってしまう。貴重な人生を年余にわたる精神病院での生活に無駄に葬りたくないと。

精神科医をしていると小説上の似た人物が実際にこの世に存在することを確かめられると無上の喜びを感じてしまう。これは職業病かもしれない。ポルフィーリィも猫が鼠を追いつめてゆくような反精神科医的な自らの態度に、ひょっとして同様な職業病を自覚していたに違いない。ただ、相手の人物の幸せは何なのかという最後の一線を超えない姿勢は優れて精神科医的ですらある。かなり意地悪なそれではあるが……。次女婿の「まずは懲役二十年」という想定をポルフィーリィが覆したのだ。それにしても服役中もラスコーリニコフは自らの名誉を失ったことに対する後悔はあっても、決して罪悪感に囚われない。あれ程のポルフィーリィの配慮にもかかわらず……予後不良の青年というべきだろうか……。

何はともあれ、ドストエフスキーはラスコーリニコフ、ポルフィーリィという主役からスビドリガイロフ、ルージンといった脇役に至るまでそれぞれの人間を描き切っている。同一作者が自分の分身に譬えるとしても、どうしてこれだけ多様な人物を描ききれるのだろうか？？？　まさに奇跡と言って良い。十九世紀末のロシアだからであろうか？？　確かに本邦の現代に出生しても流行作家にはなり得ないだろう。とりわけ、てんかん患者に見られる特有の冗長な文章が続く、うざい・おいしくない作家として若者にはなから相手にされてはいまい。しかし、まさにラスコーリニコフの〝斧〟の勢いである。日本の心境小説作家、私小説作家そして現代の小説家には甚だ申し訳ないのだが、彼らの作品が残念ながら〝剃刀〟に思えてくる。

その摂食障害・発達障害疑いの二十代後半男性は今頃何を読んでいるのだろう……。ドストエフスキーの諸作品をしっかり読むために、より在院日数に余裕あるどこかの病院に入りなおしているのだろうか？

「ゴリオ爺さん」

病棟回診すると必ずと言って良い程、八十歳過ぎの老婆が哀願するように、にじり寄ってくる。「先生、退院させてください。人生の残された最後の数年を、夫と共に馴染んだ、自宅で過ごしたいのです。息子は何と言おうと、十代で東京に出たきり、一緒には住んではいないのです。私の気持ちなど解ろうはずがないのです。むろん息子夫婦は私を引き取るつもりはありませんし、私も迷惑をかけるつもりはありません」

精神医療審査会のメンバーが病院に集合した。患者さんの退院請求に向けての審査である。

まず主治医が呼ばれる。

「医療保護入院が継続されていますが……その理由は？」

「実はもう医療保護にしなければならない積極的な精神症状はないのです。ただ彼女の長年親しんだ自宅にひたすら帰りたいという希望に対して、唯一残された東京の長男が施設入所を主張しており、両者の意見がかみ合わないのです。長男には『いずれ任意入院にせざるを得ない』と将来予測を伝えておりますが、『それでは本人の主張通りに、在宅にして火気の不始末から始まって、入院時の警察を呼ぶ等々の地域を不安に陥れる可能性に対して病院として責任がとれるのか!!』と訴えられます。

いわば治療者側の立ち往生している立場からむしろ第三者的な診断・審判を戴きたいというのが本音なのです」

同席している精神保健福祉センター担当官の一人は「これは危ない、我々に責任の火の粉が飛ばないように」と審査の医師に目くばせする。

主治医自ら患者に退院請求を唆《そそのか》した可能性があると……。

【主治医意見書】（※一部修正・脚色）

●経過

八十歳　女性　アルツハイマー型認知症

夫婦二人暮らし。夫婦仲は良くない。

気位、プライドが高く他人を寄せ付けない。

X－一年の秋頃から「生活費が理由なく月に数万減ってきた。バッグがなくなった」と警察に通報するようになった。「夫の何とはなく万札を渡してくれる様子から自分が捜しているのをさりげなく見ていたに違いない。犯人は夫で、義妹との電話のやりとりから、夫が自分に相談なく金を毎月妹宅に仕送りしているのでは」という疑惑が生じた。妹宅から夜間電話が来ても自分が出ると相手が切ることでも解る。

X年春頃から物忘れがひどくなり、「テーブルに置いてあったハンドバッグが、一度台所に立って、夕食の支度に戻ると無くなる」と訴える。「貴金属や現金が盗られる」と訴え、犯人と疑う夫への暴言・暴力が著しくなってきた。X年夏からは連日にわたり警察へ通報するなど夫との二人暮らしが難しくなり、本人自らの意思でショートステイを利用しだした。

夫の末期がんが解り、夫の入院を契機に、義妹を殺して自分も死にたいが、ケアマネが金を返さない。金を手にできないので、殺しにも行けないと訴える反面、翌日には一転して別人のように落ち着くなどの情動不安定さが著しく同年秋入院（医療保護入院）となった。

入院程なくは夫および夫の親族への不満を訴えていたが、X＋一年に入ってからは一貫して人生の最後を自宅で過ごしたいと自宅への退院を訴え続けてきた。

抗認知症薬のためか認知機能のその後の顕著な低下は認めず、一方で抗精神病薬併用の効果で病棟内での物盗られ妄想の訴えは入院後認めない。義妹に対する妄想的な訴えもほとんど前景に出て来てはいない。「今は過去の恨みはふっきれている、妹宅や息子の嫁の実家に抗議に行くつもりはない」とX年末には語るに至っている。一方で面会に来た余命短い夫に対しては「騙して入院させた」と罵詈雑言で、殴りかからんばかりの反応を示した。

X＋一年春、夫の死後も息子が主張する施設への入所を頑なに拒否し、あくまでも自宅での人生の最期を送りたいと拘《こだわ》り続けてきた。息子は、入院前の患者の言動異常に恐怖を抱き、自宅に一歩も入れたくない姿勢を取り続け、外泊も協力を得られず試行できなかった。統合失調症圏の障害を疑い、さらなる薬物療法による、より積極的な鎮静化を望む息子には「同病特有の人格水準の低下や欠陥症状は窺われない」「背景に人格障害の可能性は否定できないが、入院直近の精神症状は認知症初期の妄想状態として説明可能で、その当時の症状は抗認知症薬・抗精神病薬等の調整で消失している」と説明してきた。

●主治医の見解

患者自身は施設入所に対して絶対拒否で、自宅に帰ることへのみ、いわば二分法的な決断に執着しており、どのように社会資源を有効に取り入れて在宅を実現させてゆくかという柔軟性に乏しい点がある。同居者がいれば自宅での生活は可能と告知しているが、「退院すればいくらでもそれは探すことができる」と、現実の在宅生活に戻るための病院なり施設で待機しながらの準備期間が必要なことに理解が及ばない。任意入院になれば即退院すると言い出す可能性があり、現時点では任意入院に切り替わっても社会資源導入までの相応の準備期間がいることを納得させる必要がある。そのような準備期間を本人が受け入れること、火気の不始末等への手厚い介入および何かあれば再入院も含めた緊急対応も整備可能であれば、一度は在宅を試行してみる可能性はなしとは言えない。

男女間の愛情の非対称性はこれまでも世にある小説の一部のテーマになってきた。だが親子間に象徴的される世代間の愛情の不均等に触れたそれは少ない。その少ない代表として『リア王』に並んでそれをまさに端的に示した小説がある。バルザックの『ゴリオ爺さん』だ。子煩悩なゴリオという老人の晩年をパリに出て来た野心家の一青年ラスティニャックの眼を通して描いた作品である。二人の美しい娘を貴族、銀行家に嫁がせて、なお資金を送り、ついに見捨てられる一人の老人の末路話になっている。彼は献身的な愛情を捧げる二人の娘に最期には裏切られ、同じ下宿屋に住むこの青年に看取られ、半狂乱の死で終わる。

そもそも愛情のありようは、相思相愛に思える男女のカップル間ですら一方が相手を愛するようには、相手はこちらを愛さない。親は自分の子供をなによりも愛しいと思う。親になったその子供も孫になる自分の子供が可愛い。ところが逆は成立し得ない。親が子を愛するようには子は親を愛さない。その子も孫から、その子が孫を愛するようには愛されない。核家族社会になって久しいが、とりわけ少子高齢化社会になって、この現象はより顕現化してくるのではないか？　今まで余り気づかれなかった世代間に横たわる愛情の非対称性問題である。親孝行をうたった儒教とはそんな人間の本質を先取りした人類の智恵の一つとも思える。

認知症治療病棟に行くと、息子や娘に見捨てられたと嘆く患者さんが最近数知れない。

夫婦二人暮らしで、どちらかが先に倒れ、認知症の患者さんが残る。それまで支えてきた夫が末期がんと解り、入院を契機に残された妻に認知症が進行していることが解る。それも物盗られ妄想等を契機に発覚する。見つけた息子夫婦はすぐさま母親を入院させる。問題はこれからである……。

現代の「ゴリオ爺さん」「ゴリオ婆さん」はパリの安下宿ではなく、精神科病棟で泣く昨今なのかもしれない。

…………

「ところで夫婦間でも愛情の非対称性というのはあるのかしら？」

「ある、ある。同じ認知症を発症してもすぐに病院送りになってそのまま見捨てられるのは夫の方だよ。妻は入院しても夫から必死に連れ戻されようと涙ぐましい努力を受ける」

「自分もそうなったら早速見捨てられるかもしれない。妻より長生きしたい」

「先生のところは何人娘？」

「三人娘だ。すでに上の二人は嫁ぎ、それぞれ孫までいる。下の娘は彼氏のところに行ったきり、帰って来るのは十日に一度、必要なものをとりにくる程度だ」

「妻より長生きできても、今度はゴリオ爺さんの運命が待っているかもしれない」

「だから娘たちとは、できるだけ今から恬淡《てんたん》として距離を置こうと思っている」

「大丈夫よ。その時になったら、私たちが世話をしてあげるわ……」

四十代後半のS看護師長と二十歳代後半のW看護師がまるでエールを送るように語る。

「冗談でもそう言われると、嬉しいね」

「ところで先生と私との間にひょっとしてお互いに好意のかけらみたいな兆しがあるとすれば、その程度って同じなのかしら……」

S看護師長がぽろっと質問する。

「ちょっとそれは!!　いやもちろん同じはずだよ……」その時は年甲斐もなく、慌てて残っていたマティーニを一気に飲み干した。

「クロイツェル・ソナタ」追体験

「先生!!　九十歳過ぎてもなお嫉妬妄想はあり得るのでしょうか？」

赴任したばかりの若い女性医師が困惑した表情で問いかける。

「実は九十歳過ぎの夫が八十代後半の妻に包丁をつきつけて、たった今、入院しました」

嫉妬妄想は高齢者でも稀ならず見られ、とりわけ夫婦二人暮らしになると生じやすい。男性では性的不能が契機になりやすい。ただその年齢になってまでは……。

臨床経験上、レビー小体型認知症の初期症状に時に出現しやすいが……。

「認知機能低下は、応対の様子からは、はっきりとは窺えません」

「それだけではこの疾病の除外診断とはなり得ない!!　幻視は？　意識レベルの動揺は？　パーキンソン症状は？　そしてレム睡眠行動障害は？」

「明らかではありません。ひたすら家族のせっぱつまった要請からの緊急入院で、興奮著しく隔離室に収容しましたが……」

「とりあえずの鎮静として抗精神病薬を使用するしかないだろう……」

突然白衣ポケットの中のＰＨＳが鳴り出す。こんな帰宅間際の時間になって……。

「本日入院した隔離室の患者さんが縊首《いしゅ》を図りました。至急来てください‼」

駆けつけると幸い紐はほどけており、頸部に索状痕を残すのみとなりそうだ。

「どうしたのですか？」冷静を装いながら、さりげなく聞き及ぶ。

「あなたがこの病院の院長ですか？　私の立場になれば、あなただって例外ではありません」

その元内科医はおもむろに語りだす。

「私は認知症ではなく、妄想狂でもありません。ただ、今になって妻が許せないのです。そのあげくにこの齢になって行きつくところが精神病院の独房だなんて、これで絶望しない方が、どうかしてやしませんか？」

主治医のカルテには、緊急措置入院の理由として「ここ半年余り、妻とすでに故人となったはずの男性との関係を疑いだし、昨日、末期がんで緩和医療を受けている彼女の入院先へ、過去の不倫を追及するために包丁をもって出向いた」とある。

「何故あなたの奥さんが過去に不実を働いたと、今になって確信されてくるのですか？」

つい妄想の可能性を疑い、問いかけてしまった……。

話は長くなります。私が某医大を卒業後、医局の派遣人事をこなし、地域医療をめざして、かの片田舎の町に開業したのは六十年前になります。内科医として地域に根差した全人的な総合医療を目指してきたのです。住環境から家族関係まで住民の健康に影響を与えるすべての要素に目を配り、まるごと全部を診るという公衆衛生学をベースにした総合医療の実践です。私には臓器別の専門に分かれた現代医学は人間をパーツとしてしか見ない非人間的な医学だと映っていました。当地には国保病院がありましたが、医者はいつかず、事実上その地域の医療を一人で担うことになりました。

そのうちにどの家庭にはいかなる事情と問題がかかわっているかすべてを把握するようになっていきます。年がら年中、二十四時間呼ばれる立場にありましたが、それでもその住民を自分こそが支えているのだという自負がありました。

しかし、開業医としての私の立場と、町立国保病院を経営する町の立場が微妙に食い違いだす。場当たり的な町の保健医療政策に対して、厳しい進言をしてきた私が次第に煙たがられるようになったのです。結局長年の確執の上、町役場の首脳部やそれに味方する人たちから冷たくあしらわれるようになりました。十年前その町を去るにあたっては、多くの人たちから何の労いの言葉もなく無視される形となった。それにしても五十年以上町民の健康維持と幸せのために心身ともに捧げてきたはずの自分の人生とは一体、何だったのだろうと、強い怒りと悲しみ、そして無力感を抱えながらその町をあとにしたのです。理解者もいない苛立ちのまま引き揚げ、診療を辞めた自分はいつのまにか気がつくと八十歳を過ぎ、医師として、賞味期限のきれた存在になっていました。

妻もそんな地域医療をめざす私をある時期まで真摯に支えてくれました。ただ子供たちが成長するにつれて、教育という問題から彼らを都会の中学に編入させざるを得ない事態となりました。それを契機にもともとピアノ演奏や茶道や華道の趣味があった彼女が子供たちの世話という理由で週末になると頻回にその都市に稽古に出向くようになったのです。

次第に家事や地域との付き合いをすることも少なくなる。夫の片腕としての世話をすることも以前のように必死に取り組むこともなく、自分の容姿や外見、さらには私には隠していたものの、自身の楽しみや、趣味に磨きをかけることに、憂き身をやつすようになりました。そして、それまでまったく放り出していたピアノに、再び熱心に取り組み始めたのです。これがすべての発端でした。

ある時たまたま私も学会でその都市に出向いた際のことです。その時妻も発表する演奏会が開かれました。彼女はあるバイオリンソナタのピアノ伴奏役でした。その晩のような妻の姿を、私はかつて見たことがなかったのです。演奏している間の、あの光かがやく眼や、端正さ、表情の厳粛さ、そして演奏し終わったあとの、何か身も心もすっかり溶けてしまったような風情や、かよわい、いじらしい、幸せそうな微笑。私はそれらすべてを眼にしました。

一方で、曲の出だしの瞬間から、あのバイオリニストの眼と妻の眼が出会い、うなずき合うたびに、どちらの内にもひそんでいる欲情が、世間のあらゆる立場を度外視して、「いいですか?」とたずね、「ええ、いいですとも。ぜひ」と応じたのに気が付きました。私には解ったのです。彼は田舎からやって来る医師夫人である私の妻の内に、これ程魅力的な女性を見出すとは、その思いがけなさに狂喜したのです。何故なら、妻がすでに同意しているという点についてては、あの男はいささかも疑念も持たなかったはずですから。私がとりわけ苦しんだのは、妻は私に対して、ごく時たま惰性的な情欲で中断される以外は、絶えざる苛立ち以外のほかの感情など持ち合わせていないのに、あの男は私にはすでに失われた都会風で垢抜けした外貌や、合奏から生ずる親近感、バイオリンによって与えられる繊細な音色などのおかげで、妻の気に入るに違いないばかりか、きっと少しのためらいもなく妻を征服し、もみくちゃにし、きりきり舞いさせて、意のままに扱い、思い通りのどんな女にでも仕立ててしまうに相違ないことが、私には確かに解ったからです。

八十歳過ぎて、当市に出てからの父は、その町から追い出されたという辛い思いもあり、もはや生きる意味がない、死にたい、と口にすることもあり、幼い時に別れ、親孝行もできずに死なせてしまった祖父のことを思い出しては、声を上げて泣くこともありました。これまでそんな姿を家族には全く見せたことがなかったので、息子の私も妹も驚きました。そうした中で、八十代後半でリンパ節転移を伴う前立腺がんを去勢手術とホルモン療法で、九十歳過ぎて膀胱がんに見舞われながらも、内視鏡手術と放射線治療で乗り越えました。家族に励まされ、自分でもかなり頑張って元気になろうと治療に専念してきたのが、ここ数年の父だったのです。

それまで自己管理を徹底して、病院にかかったこともない父にとっては、患者になること自体の初体験の戸惑いと同時に、昨今の先端医療への不信があったので、担当医師に対しても「専門医としては優秀だが臓器を見て人間を見ていない」と不平や不満をいつも漏らしていました。病気になって今までの生活ができなくなり、自信を失くしたことと自分は薬漬けで、モルモットにされているのではないかという主治医への不信感、そしてそれを口に出せず、理解者もいない苛立ち、あの町を引き揚げ、診療をやめた自分は社会的に役立ずの存在になってしまったという思い、それらが体調不良と相まって彼に深刻な喪失感をもたらしたように思われます。

そのうちに、何度も入院を繰り返すごとに、体力も衰え、物忘れも目立つようになってきました。はっきり父の様子がおかしいと思うようになったのは、母の体調が悪化し始めた昨年の秋のことです。まず歩行中、急にふらつくようになり、一人で外出できなくなった。そして約束の時間や病院受診の日時等の物忘れが以前よりも激しくなった。母の大腸がんが見つかると、それがさらにひどくなる。例えば、一階の郵便受けの物を取ってきたのに、部屋に帰って十五分後には取ったこと自体をまったく覚えていないとか、掲示板の案内を読んでも、その時は理解できているはずが、何が書いてあったかまったく記憶していなかったりする。人の顔は分かるが、名前やいつ会ったかは思い出せない。また、方向感覚が鈍くなり、どこをどう歩いてきたのか、時に自分がどこにいるのか分からなくなる。本人の困惑が極度に達すると、怒りっぽくなり、毎日母を叱りつける。口癖は「俺の言うことを聞いたことが一度もない、だから具合が悪くなるんだ」と精神的に追い詰める。

母はもともと体が弱い方でしたが、嫁いでからは、父に健康管理をしてもらい、病気ひとつせず、他の病院にかかったこともありませんでした。父に言わせれば、母は環境の変化に敏感で、昔からちょっとしたストレスで体調を崩し、そのたびに、父が医者として心身の状態を見ながら支えてきたし、それによってずっとこれまで健康でいられたのだという。発見された時は肝転移で、肺にも疑わしい陰影があり、すでに手術不能という妻の発病で医師として生きてきた自分の無力さをあらためて突き付けられたかのようです。

母は抗がん剤治療のために入院することになり、父は有料老人ホームに入所しました。母に対する嫉妬妄想に由来する暴言が激しくなったのはその頃からです。母の入院先の病院に毎日出向き、母が浮気していると思い、数時間にわたり罵倒する。制止に入った職員に対して大声で怒鳴りつけるようになり、ついには刃物を持ち出すに至り、押さえつけ、拒否する本人を無理やり説得してこの病院にたどり着いたのです。

私は何故か、妻の入院で別居してから、とりわけ末期がんと告知されてからの彼女の心の変化を感じ取るようになったのです。「早く、あなたのもとに参りたいです」とかつての愛人に想いを寄せる妻のそれをです。地域に根差した全人的な総合医療の実現を夢見て達成することなく、あげくに、妻のがんの診断もできなくなった役立たずの今の私に唯一残されたのは彼女からの労《いたわ》りだけです。にもかかわらず何故このような理不尽な彼女の心が私に伝わるのか？　面会に行くたびに演奏しているあの時の、光かがやく眼や、何か身も心もすっかり溶けてしまったような風情や、幸せそうな微笑と対照的な無関心な仕草で私に接するのです。彼女はいまわの際においてさえ私をおいてあの男のもとへ行こうとする。それのみか面会のたびごとに何者かが来ているような気配が漂う。実際、妻はあたかもそれを待っているような表情をする。

一瞬その時脳裏によぎったのは、長男も長女もあの男との間に生まれた子ではないか？ということ。実はこの女が生涯にわたって密かに俺を欺《あざむ》き、破滅に導いてきたのだ。そう思い至りました。

最初に私がしたのは、刃先のおそろしく鋭い包丁をとりだし、病院玄関前で長靴を脱いで靴下だけになることでした。それから、この間ずっと着たままでいたオーバーを脱ぎ、足をそっと踏み出して、めざす病室に向かいました。そっと忍び寄るなり、私はふいにドアを開けました。あの時の妻の表情を、今も憶えています。それが私に苦しい程の喜びをもたらしたからです。それは恐怖の表情でした。まさしくそれこそ、私の求めるものだったからです。私の姿を見た最初の瞬間、妻の顔に現れた、あの絶望的な恐怖の表情を、私は決して忘れないでしょう。しかし、妻の表情には、少なくとも最初の瞬間に私の受けた感じでは、そのほかに、恋への没入と、あの男と二人きりでいる幸せを破られたことによる落胆と不満があったのです。今のこの幸せを邪魔されなければということ以外、妻には何一つ必要でないかのようでした。妻が男を見返した時、私の気のせいか、それまで妻の顔に浮かんでいた口惜しさと落胆の表情が、男の身を案ずる心配に変わったようでした。

一瞬私は包丁を背後に隠し持ったまま、戸口に立ち止まりました。その瞬間、壁に立ちはだかったあの男が微笑して、こっけいなくらい平然とした「ちょうど音楽をやっていたもので……」と言った表情を示しました。その時凶暴な怒りが、私を捉え、破壊と暴力と、憤りの快感への欲求をおぼえ、それに身をまかせたのです。一瞬の間に壁の後ろに消えたその男の後を追おうとしかけた時、左手に重いものがぶらさがりました。妻でした。私はふり払いました。妻はいっそう重くぶらさがりました。放そうとしません。この思いがけぬ邪魔や、重さ、妻のうとましい感触などが、いっそう私を煽りたてたのです。

私はまったくの狂人であり、さぞ恐ろしい形相をしていることだろうと感じ、それを喜んだものでした。力任せに左手を振り払い、肘で妻の顔を突きました。妻は悲鳴をあげ、私の手を放しました。妻はベッドに倒れ、私に突かれてあざのできた片目を手で押さえたまま、私を睨んでいます。その顔にはちょうど、まんまと捕まってネズミ捕り器を持ち上げられた時のネズミのように、敵である私への恐怖と憎悪以外の何物もそこに見出しませんでした。ほかの男への愛が引き起こしたに相違ない、恐怖と憎悪なのです。ところが妻はふいに喋りだし、包丁を握った私の手を片手で押さえにかかったのです。

「正気に戻ってください！　何をなさるの？　どうなさったの？　何もありゃしないのよ、何も、過去のことは何もないのよ……誓ってもいいわ！」

私はまだためらったに違いないのですが、妻のこの最後の言葉によって、まったく正反対の結論を、つまり、すっかりできていたのだという結論をひきだしました。

「嘘をつけ、この淫売！」とわめくなり、左手で妻の片手をつかみましたが、妻はその手を振り払いました。そこで私はやはり包丁を放さずに、左手で彼女の咽喉《のど》をつかみ、仰向けに押し倒すと、咽喉を締めにかかったのです。ひどく固い頸でした……妻が両手で私の手をつかみ、咽喉から振り放そうとしたので、私はさながらそれを待っていたかのように、力いっぱい包丁で左の脇腹の肋骨の下あたりを突きさしました。肋骨の下を刺したのも、包丁が入ってゆくのも、知っていました。それをやっている瞬間にも、自分が何か恐ろしいことを、今まで一度もしたことのない、そして恐ろしい結果を生むに違いないことをやっているのを、知っていたのです。何かの瞬間的な抵抗と、そのあとやわらかいものの中に包丁がめりこんでゆくのとを、私は感じとり、覚えています。

妻は両手で包丁をつかみ、傷だらけになりましたが、もちこたえられるものじゃありません。包丁を突き刺すなり、私はすぐに、やってしまったことを中止し取り消したいと思い、包丁を引き抜いたのでした。これからどうなるだろう。取り返しがつくだろうか、と期待しながら、私は一瞬、身じろぎもせずに立ち尽くしていました。

妻が跳ね起きて叫びました。

「看護師さん！　私、殺される！」

妻が倒れ、看護師たちが「まあ大変！」と叫んで走り寄る間、私は待ち、そのうえで初めて包丁を投げ捨てて、何者かに引きずられるように病室を出たのです。きっと二時間くらい眠ったのでしょう。眠っている間に、私は妻と仲睦まじく、ちょっと喧嘩をしても仲直りをし、何か少し邪魔をしても、やはり仲睦まじく暮らしている夢を見たのです。

突然隔離室のドアのノックに叩き起こされました。「あれは本当にあったことだろうか、それともなかったのだろうか？」あの最初の抵抗感と、包丁ののめり込む手ごたえを思い出すと、背筋に寒気が走り抜けました。「そうだ、たしかにあった。そう、今度は自分を片付けなくては」と。

「実は奥様は無事です。奥様に刃物を差し向けた瞬間、かけつけた職員があなたを取り押さえたのです」

「では壁の隙間から姿を消したあの男は私の幻だというのですか？　そしてあの抵抗感と、包丁ののめり込む手ごたえは一体何だったのでしょうか？」

「本当にあなたが奥様を刺していれば、市郊外の一民間病院のこの隔離室にはおりません。

おのずから公的医療機関に審判を受けるべく、鑑定入院になっているはずです。この病院へは緊急措置入院で入られました」

七十二時間後――

「妻の心が伝わってきません」

「一体どうしたと言うんです。九十歳を過ぎて統合失調症のような病気に取りつかれたと言うのですか？」

「人生の締めくくりにあたって、余りにも理不尽だ！　神は不公平ではないですか!!　先生!!」

私は「緊急措置入院はたった今、解除になりました」としか言えなかった……。

症例の一部を脚色し、表現の一部をトルストイ作『クロイツェル・ソナタ』から援用したことをお断り申し上げます。

「ボヴァリー夫人」を想う

ジヴェルニーへは「ルーアン行きの列車だ」という。

モネの庭に行きたくて、それも四月開園だというのでサン・ラザール駅から乗り込んだが、着いてみると山々には残雪が残る。太鼓橋も柳も寒々として見えた。「だから言ったでしょう、この季節、北に向かうよりも南に……オーストリアは同じ時間でパリから行けるのよ」と三女の不満が始まる。

確かにセーヌ川河畔を抜きにしてみれば、閑散としたただの山間の集落である。これでは同じ時期の北海道の光景と変わらない。その時ふと思った。『ボヴァリー夫人』の舞台も確かルーアン近郊の同じような寒村だったはずである。

『ボヴァリー夫人』を読み終えた時だった。前半の序奏が妙に長く、主人公の死後の叙述も冗長に思われた。百五十年前の北フランスの風景や村の情景・村人の綿々たる描写に倦《う》んでしまったのかもしれない。

何故この作品が「世界十大小説」（サマセット・モーム）の一つに取り上げられ、アンナカレーニナに並ぶ姦通小説とされるのか解らない。「小説の中の小説」と称されているのも……。

主人公の唾棄すべき対象とされる夫の凡庸さはすでに四十代の末亡人に財産目当てに、親のすすめるままに初婚する様から描かれる。学校時代はいじめの対象となりつつ、こつこつ学業をこなし医師となる。

そして医師としての技術はそこそこ人並みでありながら、妻の挙動に関しては一切の不審を抱かない。良い人という名に隠れた、現在でいう広義の発達障害圏の男性なのであろう。

主人公エマにとってはそんな夫の存在そのものが「一切いらだたしく、彼女の生活と遊離し、永遠に姿を消し、到底存在し得ない、姿なきもの」に思われてくる。

その彼女が夫に飽き飽きする反動として、多くの夢を抱いてローマン的な世界に生き、恋愛を通して夢の実現を希求する、その希求の前には、それ以外の現実生活（一過性に娘に対する愛情を示し得ても）には関心を示し得ない女性として描かれる。だが現実の中でその夢を次々に破壊され、エマは自殺に追い込まれる。主人公の自殺後、夫は喪失の悲しみに加え、妻との食い違いに愕然とするとともに程なく後を追うような死を迎える。

ボヴァバリー夫人の破綻はリアリズムという必然性をもって筋書きされるところに今一つの「くいたらなさ」を感じさせる。科学小説を読まされているような醒めた読後感である……。

一説にはルーアン市立病院長をしていた著者の父の弟子の一人がこの市から二十キロ程離れたリーという村に開業していた。ところがその妻が情夫をつくり、借金ができて自殺、夫はさらに後追い自殺をした。その事件を題材にしたものとされている。フローベル自身もパリ大学法学部の学生でありながら、その後に頻発するてんかん発作のために郷里のルーアンに静養せざるを得なかった。処女作のモデルを尋ねられて「ボヴァリー夫人は私だ」とフローベルが答えたことはむべなるかなである。

冷徹な描写のなかに彼の想いは醒めていなかったのである。この言葉に続き、さらに「今このとき、フランスの多くの村々で、ボヴァリー夫人は泣いている……」という第二の言葉がこの作品を有名にさせているに違いない。

『ボヴァリー夫人』は「すべての女性の中にある」という意味で、後世に読み続けられてきた作品なのだろうか？

ジヴェルニーに代表される北フランスの寒村に現在のボヴァリー夫人は「なおも再生産

されている」のだろうか？　定年退職直後の旅行でパリに戻る列車の中でふと思い浮かんだことだった。

高齢者の性差考　1
―物盗られ妄想と孤立する・忘却される側の性―

認知症専門外来と専門病棟を開設して驚いたことがある。外来では物盗られ妄想が圧倒的に女性に多い（その九割が女性）。どこか負けず嫌いの女性に多い印象がある。女性の妄想の対象はともすれば日頃介護を受けているはずの嫁や娘に集中しやすい。とりわけ夫婦二人暮らしの場合では「夫が自分の金品を隠す」と訴えやすい。「実は夫に愛人が出来て、彼女に横流ししているのでは」という嫉妬妄想につながることもある。

一方で男性の妄想の対象は不特定で自宅に侵入する泥棒などになりがちである。すなわち女性の敵は内にあり、男性の敵は外にありというべきか。

時代背景と文化か、それとも生物学的基盤の違いによるものなのか、なお不明である。スウェーデンの老年精神医学のある女性専門家に聞くと、「同国ではそのような傾向は見当たらない。おそらく日本と違って女性が自立して働いているせいなのでは」と胸を張って答えていた。さて男女雇用機会均等・介護保険制度の充実でその性差はなくなるであろうか？

ただふと次のことを私は妄想してしまう。

太古の昔から男性は外に向かい外敵を攻撃する捨て身・対決の性であり、対人関係はあくまでも目標達成の手段であった。高齢化に伴うそんな能力の低下とともに所有欲も減退する。一方で女性は内に向かい自己保身・安全に敏感、生命維持の性であり、対人関係そのものを重要視する。男性に比し社会的役割の低下はなく、これまで築き上げてきた守りへの生命力は維持され所有欲はむしろ相対的に高まる。後述する嫉妬妄想における妄想対象の相手の選択が男女により異なることにも影響していないか？

だが妄想内容の性差に限らず、より卑近な行動様式をとってもその違いが観察される。例えば同じ認知症病棟に入院しても女性はお喋りでお互いに話し相手をすぐに見つける。なんとなく存在感がなく孤立してじっと自分の世界に沈潜するのは決まって男性である。この事情は認知症デイケアでも同じである。行事に積極的に参加して乗りが良いのは女性であり、「こんなばかばかしい営みになんでこの俺が参加しなければならないのか⁉」と敬遠するのも男性である。一方で、これが仕事と思ってもらえば何故か不思議に頑張る。

何か本来そなわっている生物学的な性の違いが高齢になって次第に顕著になってきやし

ないか？　これまで積み重ねてきた社会的な役割としての性差すなわちジェンダーの違いからだけでは説明できないような気もする。

　もちろん絶対数において女性が多く、「男性が入院適応になる時はほとんどが興奮暴力なのだから致し方ない、そもそも仕事を奪われると淋しい存在なのだ」と一人納得していた。ところが同じ孤立でも持てる者と持たざる者との差がはっきりしていることが解ってきた。ある男性は夕方からの興奮にもかかわらず、昼間は女性患者から夫と間違われ、せっせと世話を受ける。現実の夫が見舞いに来ていながら、帰宅するとすぐに彼は再び夫にされてしまう。

　露天商をやっていたという○さんは入院早々ある女性から夫と誤認された。他の女性たちからも競って声をかけられ、まんざらでもないような表情をしていた。あげくのはてに、若い看護師さんからも「あのおじいさん可愛い」である。実際に妻が見舞いに来てもそこはとぼけてTPOを心得ているかのようである。頑固な譫妄《せんもう》が原因で入院しているのだが、この人の認知症は一体どうなっているのかしらと一瞬思わせる。

　一方でまったく相手にされない男性もいる。必ずしも粗暴だからという理由ではないようだ。元教師だった△氏は「女性は男性の言うことを聞くべきだ」という妻に通してきた尊大な態度をここでも貫き通し、自閉的で気位の高さも災いしているようだった。またある時、東大出身だという男性が入院してきた。元技術者でありながら、控えめな応対が功を奏してか、「あら東大出身ですの、素敵ですわ」と周囲の女性からちやほや言われる。年老いても学歴次第かとも思われるが必ずしもそうではない。そこは控えめで柔和だから孤立をまぬがれているようなのだ。

さらに前述の○さんに至っては、来るものはこばまずで、どこか理屈っぽくなく、鷹揚《おうよう》である。施設で男性として好かれる秘策がそこにあるように思われた。自分も同じ立場になったらかくありたしと願わざるにはいられない。そんな事態に備えて、せめて今から控えめに努力しようなどと考えるが、どうも○さんの好かれる理由は生来性のものに由来するような気がする。神はどこまで不公平なのだろうか？

この分野の仕事をしてきてもうひとつ気が付いたことがある。さき程の人物誤認に繋がることである。男性は妻を母親と、娘を妻と間違えたりすることが多い。女性は夫を父親と取り違える。しかし息子を夫と間違えることは何故か少ない。さらには認知症高齢者には故人をまだ存命と思い話題にすることがしばしば見られるが、両親や兄弟が生きていると信じていながら自分に夫がいたことを話題にする女性は少ない。一方で、多くの男性は片時も妻のことを忘れないどころか「何処にいる？」と訴え続ける。

　この差は一体どういうことであろう。現在の高齢女性には元夫との間に良い思い出が少ないのだろうか？　夫が思う程妻は夫のことを実は気にかけていないことになる。団塊の世代が老年期に入ればこの現象は変わるであろうか？　その世代の一員として是非変わって欲しいと願うものである。

　男性にとってさらに追い打ちをかける気の毒な現象がある。認知症が終末期になると人物誤認から人物忘却に至る症状はより顕著になる。そんな段階になっても認知症の男性はそれまで経験しない思いもかけないにっこりとした表情で妻を妻と認識するのに比して、同じレベルの女性は「あなたどちらの方？　こんな人見覚えがない」と夫を忘却の彼方に追いやってしまうことである。レビー小体型認知症ではしばしば夜間中心に故父母が幻視として登場するが、女性では故夫《こふ》が登場することはまずない。男性ではどうなのか？　そもそも妻に先立たれることが少ないせいもあり、未経験としか言いようがないが……。先立たれた男性の幻視と比較したくなる。

　人類の高齢化は性ホルモン分泌量の性差を目立たなくさせる一方で、それまで密かに刻み付けられてきた中枢神経系の性差が明らかになる過程のように思われてくる。

認知症患者さんの様相は、隠されてきた人間における究極の性差を垣間見せることになるかも……。とすれば認知症医療は人生百年時代におけるそれを洞察する思いがけない究極のツールになるのかもしれない。

郵便はがき

料金受取人払郵便

新宿局承認

2524

差出有効期間
2025年3月
31日まで
(切手不要)

1 6 0-8 7 9 1

1 4 1

東京都新宿区新宿1－10－1

(株)文芸社

愛読者カード係 行

ふりがな お名前			明治 大正 昭和 平成 年生 歳	
ふりがな ご住所	□□□-□□□□			性別 男・女
お電話 番 号	(書籍ご注文の際に必要です)	ご職業		
E-mail				
ご購読雑誌(複数可)			ご購読新聞 新聞	

最近読んでおもしろかった本や今後、とりあげてほしいテーマをお教えください。

ご自分の研究成果や経験、お考え等を出版してみたいというお気持ちはありますか。

ある　　ない　　内容・テーマ(　　)

現在完成した作品をお持ちですか。

ある　　ない　　ジャンル・原稿量(　　)

書　名				
お買上 書　店	都道 府県	市区 郡	書店名	書店
			ご購入日	年　　月　　日

本書をどこでお知りになりましたか?

1.書店店頭　2.知人にすすめられて　3.インターネット(サイト名　　　　)

4.DMハガキ　5.広告、記事を見て(新聞、雑誌名　　　　)

上の質問に関連して、ご購入の決め手となったのは?

1.タイトル　2.著者　3.内容　4.カバーデザイン　5.帯

その他ご自由にお書きください。

(　　　　)

本書についてのご意見、ご感想をお聞かせください。

①内容について

②カバー、タイトル、帯について

弊社Webサイトからもご意見、ご感想をお寄せいただけます。

ご協力ありがとうございました。

※お寄せいただいたご意見、ご感想は新聞広告等で匿名にて使わせていただくことがあります。

※お客様の個人情報は、小社からの連絡のみに使用します。社外に提供することは一切ありません。

■書籍のご注文は、お近くの書店または、ブックサービス(0120-29-9625)、セブンネットショッピング(http://7net.omni7.jp/)にお申し込み下さい。

高齢者の性差考　2
―嫉妬妄想から―

札幌市医師会誌に「高齢者の嫉妬妄想について」という題で一般市民向けに以下のように取り上げたことがある。ここでも妄想の対象の相手が性によって異なることが興味深い。

高齢者の妄想についてはよく物盗られ妄想が指摘されている。とりわけ認知症の初期に置き忘れ・しまい忘れを契機に娘や嫁に大事な預金通帳、現金が盗まれるという妄想が女性に多く見られる。

一方で高齢者の「夫（または妻）が不貞をしている」という内容の嫉妬妄想は意外に知られていない。それも認知症の前駆症状《ぜんくしょうじょう》として現れることがある。これは夫婦二人暮らしの場合に多く、周囲の家族も問題の深刻性にしばしば気付かない。

「夫（または妻）が、特定の異性と親しく挨拶もしくは会話をした、親しげに並んだ」等、一見了解可能な出来事を契機に稀ならず発症する。男性では性生活が不可能になるなどの能力上の不全感が契機となりやすく、妻の不貞の相手は「男を作った！」などと漠然と不定のことが多い。一方で、女性では、例えば性生活がなくなる、夫の近隣女性、知り合いの女性へのいつにない親し気な態度？に驚くなどの人間関係上の不全感が契機になりやすく、相手として近所の未亡人、夫の学校時代の同級生、夫の属する会の仲間等、生活圏内の身近な特定の相手が選ばれる。

男性の場合は妻に対する監禁・暴力、女性の場合は夫を自白への追及で寝かせない、相手の女性に抗議に行くといった言動が現れる。

妄想の対象になる配偶者は、しばらくは「何を馬鹿なことを。ばあさん（もしくはじいさん）の色ぼけが始まった！」と相手にしないことにしているが、その訴えや態度の執拗さに耐えかねて、やむなく息子や娘に相談という形になる。

聞かされる子供たちも夫婦間のことだし（民事不介入ならぬ夫婦不介入）で、「自分たちの出番ではあるまい」と様子をみることになりやすい。そのうちに相手の方が「別居する！」とか「離婚する！」とか言い出すことから事態はゆゆしいことになっていることに気づかされる。実際に別居という形で二人の人生が終わることは稀ではない。

そもそも、老いの進行は夫婦平等でないのが実態のようである。どちらかが一方よりも障害が強くなり、夫婦間の力関係に変化が生ずる。そんな状況を背景に嫉妬妄想が成立するように見える。いずれにしても人生の最後になって妄想に支配され、夫婦喧嘩が絶えず、挙句の果てに別居・離婚ではあまりにも悲しすぎる。

夫婦二人を孤立させない、および軽い抗精神病薬でこの妄想は緩和され、少なくとも暴力沙汰・別居・離婚は避けることができる。

家族の方々に申し上げたい。かかりつけの先生から紹介して戴いても結構ですが、是非、精神科受診を勧めてあげてください。

追加――

レビー小体型認知症の初期では「配偶者の枕元やベッドに見知らぬ男女が忍び込みあやしげな行動をとる。ふと視線をそらす隙に、その相手を招き入れたり、逃がしたりする」という訴えがしばしば見られる。抗認知症薬（コリンエステラーゼ阻害剤）でこのような幻視が軽減する可能性があることもお伝えしておきます。

ちなみに私は妻と同伴の時は、知り合いの女性と出会った時にも挨拶はせず、素知らぬ顔で通り過ぎることにしています。

高齢者の性差考　3
―パートナー喪失に対する耐性―

学生時代に観た映画の結末で男女差が印象的な二作品があった。

一つは「風と共に去りぬ」での女性主人公スカーレット・オハラが夫レット・バトラーに去られても、タラの大地に立って「明日は明日の風が吹くと」と決意する場面。

もうひとつは「道」で男性主人公ザンパノが自ら見捨てたはずのジェルソミーナがすでに亡くなっていることを知って浜辺で思わず慟哭する場面……。

男性は強く逞しくなければ、女性はか弱きもので庇護すべき、とどこかで無意識に教わってきたおそらく最後の世代、団塊の世代の私には妙に鮮烈な体験だった。

そしてある疑問が残った。あまりにも喪失に強い女性像とそれに弱い男性像……この描写の違いは果たして制作者の空想の産物に過ぎないのだろうか、それとも秘められたある現実の象徴なのだろうか……。

後年、三十年近くになる認知症治療病棟勤務で、あの時観たシーンは絵空事ではないと実感するようになった。

以下、最近病棟で遭遇した男性三人のエピソードから。

八十歳過ぎの女性の退院を控えて、看護師長から以下の提案があった。

「主治医からご主人に褥瘡《じょくそう》対策に向けて訪問看護師の定期訪問を説得しては？　ケアマネの方からの誘いにも『俺が一切面倒を看ているから良い』と頑として受け入れません」

「最近かつてなく体の動きが乏しく、不活発に見えます。今後褥瘡発生のリスクがあります。夫婦二人暮らしで、その都度受診も大変でしょう。訪問看護師の技術と助言を利用するのは如何でしょう。介護の悩み相談という意味もあります。奥様はもう八十歳を超えていますしね」。しもの世話までしているという十歳年下の夫は「私は七十代でまだまだ体力はあります。妻のデイサービス参加中に体を鍛えておりますし……」。「外からの人はとても……」と渋る。

「若い頃は妻から食事の世話からなにくれとなく随分世話になったから」とも……。「良くやるな……」とつぶやくと看護師長以下スタッフ全員が「私たちなら夫が十歳年上で、あれではすぐに施設送りよ！」と口をそろえて言う。それを聞いて彼の涙ぐましい努力からひょっとして男性は女性よりも本質的には義理堅く情が深いのかもと思ってしまう。

一方で配偶者への暴力で緊急入院した七十代後半の男性は、入院後の薬物調整ですみやかに落ち着き、笑顔さえ見せるようになった。自宅に戻り、デイケアを利用するのは如何？　と妻に提案するも入院前ひどかった時の心的外傷が癒えず、もう少し面会で様子を見させて欲しいとの希望だった。だが面会は一回きりで、息子のみの面会が繰り返された。結局、妻は「もう二度と一緒に暮らしたくない」との決意で、周囲の説得に聞く耳を持たない。さりとて一人暮らしは期待できない。やむなく老人保健施設を経由してどこかの施設に入居してもらう方針となった。

興奮時哀願する妻の要請で「たまたま肺気腫の悪化による低酸素脳症のために治療が必要」とだまし討ちするように入院を説得した。本人からは「肺が悪いのは以前からのもの。いつになったら低酸素脳症が治って家に戻れるのか」とその後穏やかになって問われる時がとりわけつらい。次の老健施設にはそのリハビリのためにと嘘をつかなければならない。その時の落胆する表情が見るに堪えない。

それにしてもこれまでの入院診療でしばしば経験することだが、男性は長い結婚生活を経ても一度配偶者から疎《うと》んぜられると認知症周辺症状を契機にきれいさっぱり見限られ、見捨てられてしまう性だとしみじみ思う。ライオンの雄がその機能が失われたと判断されるやあっさりと雌たちから見捨てられるのをつい思い浮かべてしまう。

先生、いつになったら退院できるでしょうか？　八十歳前の男性が聞いてくる。

娘さんたちが入所できる施設を探しています、それが決まるまでは……。

家内が自宅で待っているはずだけれど……。

え！　家内が死んでもういない!!

葬儀にも参列されているはずですが……。

毎回繰り返される会話である。

このような認知症の男性患者さんに配偶者の他界を繰り返し改めて告知せざるを得ない時程病棟スタッフ側の切ないことはない。

思えば同じ退院要求でも女性の場合「夫が待っているから」という理由をほとんど聞いたことがない。無論実際に入院時夫が先に逝去していることが多い事情もあるが、それにしても……である。

背景にパートナーの喪失に対する感受性が男性と女性では生来的に違いがあるのではないか？　その差が高齢化とともにより顕在化してくる？？

過去の文学でも夫が故妻を探すそれがあっても、妻が故夫を探し求める作品を寡聞にして知らない。

日本映画でも溝口健二監督により映画化された『雨月《うげつ》物語』「浅茅《あさぢ》が宿」のエンディングに同様なシーンがある。主人公男性が自ら出奔して妻子を捨てて年余のあげくの帰郷でありながら、妻がすでに亡くなっていることに茫然自失する。そこでも喪失に対するより脆弱な男性の性が見事に表現されている。

私も配偶者を先に失い、認知症になったら同じことが起こるのでは、と七十五歳の後期高齢者を迎えて怯える日々である。これらの映画のフラッシュバックとともに、妻に対して日に日に気弱になって行く自分がいる。認知症治療病棟に勤めてこなければ、もっと強気の夫を演じられたのに……職業を間違えたのかもしれない。

三度目の正直

精神科医をしていて何がつらいと言って、自身が患者さんの妄想の対象になることほどつらいものはない。多くは主治医の処方する薬に毒が盛られているという内容で、私にはこれまで三度の経験がある。

最初の一例では「自宅に火をつけてやる。保険に入って、覚悟して待っていろ」とまですごまれた。家族と温泉に行っても心穏やでない日々が続く。スキーに行ってもリフト上でのふとしたすきにその言葉が脳裏に響き渡る。かつての指導医の「この病気の患者の発言に冗談はない。言った通りに行動に移す」という何気なくふと漏らした感想も何やら不吉な予言にしか思い起こせない。

一体何でこんな因果な仕事についてしまったのだろうか……自分の対応の有り様にも原因があるとはいえ、こうまで理不尽な立場に追い込まれなければならないのか……その不条理を呪い、そして精神科医になったことを悔やんだことがしばしばだった（長兄の『両親はお前が人並みの内科医になることを夢見ていたはず』をつい思い出す）。結局その患者さんの妄想は緩和してやっとの思いでラポール（信頼関係）が形成されたと思われて程なくして自殺に至ってしまった。

二例目は一例目のフラッシュバックだろうか？　もはや治療関係の継続は無理とあきらめ、さっさと主治医を交代してしまった。いずれにしても治療者としての一敗ならぬ二敗地にまみれた無力感がまるで敗北の通奏低音のように胸底に響く。

三例目は一カ月間休息入院させたつもりが次第に譫妄が著しくなり、抗うつ薬を中止したところ急激に主治医の私に対して拒絶的な態度を示しだした。理由を問うと、「私が『妻がついに亡くなった』と先生に報告した時、あなたは慰める言葉もなくぽつりと一言、『そうか』としかおっしゃらなかった。あの時ずいぶん冷たい人だとしみじみ思ったものです」。内心ぎくっとしつつも「あの時は言葉を失い、慰めるそれも思いつかなかった」と言い返そうにも、険しい表情に豹変した相手にその真意はもはや伝わる様子はなかった。今も忘れられない。彼と彼の妻は結婚前から私の患者さんだった。

ある港町から家族連れでフェリーに乗り込もうとした夏のひと時だった。結婚前の彼の妻が住んでいたのはこの町だったのだとふと感慨にふけっていた。その瞬間、彼女が待ちかまえていたように現れ、地元の〝なめたけしらす〟を手渡しに駆け付けてきた。主治医に喜んでもらおうと必死だったのだ。そのいちずさ……。そんな思い出を今更伝えても彼にはもはや無駄だった。

その直後である。薬に毒が盛られていると拒食・拒薬が続きだしたのは。やむを得ず拘束のうえ点滴・抗精神病薬静注を開始した。訪室ごとに「私と故妻は先生を信頼して、前の病院からこの病院に通い続けることにしたのです。それが数年前に妻が死に、今度は縛られたうえ自分が先生に殺される。上からのモーターの音は、天井が落ちてきて私を圧死させる準備をするサインなのでしょう！　一体どうなっているのだ！　私の運命は‼」と絶叫と罵声を浴びせられる日々が続く。「換気扇の音だ」などという説明は一切通じない。

それでも今回は主治医交代というわけにはゆかなかった。何故なら彼の妻は同じく私の外来に通院していたよしみで彼と親しくなり結婚した間柄だった。それに対するそれぞれの親族の危惧をよそに私はコメントをあえてしなかった。むしろ「彼のどこが良かった？」と冗談で聞くと「はにかんだように、優しい人なんです」と返ってくる。入退院を繰り返し、もはや就労困難で、ともに家族から見放され、子供に恵まれなくとも、二人が互いに支えあうことで、それなりに生きていて良かった体験を味わえないわけではなかろうと……。

時に病院周辺のスーパーに向かってとぼとぼと寄り添って歩いている彼らの後ろ姿を見かけた。その時程、二人に幸あれとしみじみと祈ったことはない。

その病院を定年退職して今の病院に転職した三年目のことだった。どこかの噂を聞きつけてか、私の外来に再度主治医になってくれと二人がやってきた。久しぶりに面接を再開すると自分自身に対する病識は危ういものの、それぞれが相手の病状は驚く程よく理解していた。「彼は書店ではじろじろ見られている気配にたえられず、次々と本を買ってしまうんです。そんなことあり得ないのに……」「彼女は信号待ちして一緒になる女子高校生に妙に敏感なのです。そんな悪口など会話しているとは思えないのですが……」「それが病気なのですね」と双方が相手の病状を受け入れている気配がある。障害を抱えながらも共にかけがえのない夫婦の間の妙といえようか。

その半年後のことだった、彼女の膵臓がんが発見されたのは。その後、数カ月で彼女は他界。その直後から彼の「寂しくて、飲酒しないではやってられない」という訴えを聞きつつも、なんとか断酒までこぎつけた。相変わらず行く先々で自分が噂されるという訴えはあるものの、それなりに落ち着きだした。そんなさなかの今回の入院だった。

しばらく経ったある朝のことである。看護師が「服薬と食事を昨日からしだしました」

と驚いたように告げる。訪室すると「先生、入院してからいままでの私は九九パーセント妄想だったのですね」とこれまでとうって変わった穏やかな表情で語りだした。「妻の思い出とともに、彼女の分まで生きることにしました。『あなたは文学や絵が趣味なのに、私には何も理解できない。ごめんね……』としばしば語っていたのが今になると懐かしく思いだされます」。

君の奥さんは本当に純朴で謙虚でそして優しかったのだね……その言葉、今の私の女房に聞かせたいくらいだ。

同席した看護師と彼は思わず笑いこけた。

我がシスコン

札幌市南区の一軒家から中央区のマンションへの引っ越し準備をしていた頃のことである。ふと一枚の名刺版セピア調の古ぼけた写真が一冊のファイルからこぼれ落ちてきた。十二歳頃の姉が正装して椅子にすわり、その前に二、三歳くらいだろうか？　前かけをかけてぽかんと口を開けてこちらを向いている幼児がいる。腰のしっかりした印画紙の厚みからどこかの写真館（当時住んでいた豊富町にしては出来過ぎた）で撮られたものであろう。姉にとっては何かの門出の記念写真なのかもしれない。何故私がその時一緒に写っていたのか解らない。ただきょうだいの多い家で、母に代わって彼女は私の面倒見役だったのかもしれない。

小学三年生の頃だろうか……当時二十歳のその姉に連れられて札幌の丸井デパートに生まれて初めて入った時のことだった。婦人服売り場でしかも肌着売り場にさしかかったところで、「キューピーでない全裸の等身大人形ってこの世にあるんだ」と、マネキンの下腹部に手が行った。思わず背後から「何をしているの!!」といつにない鋭い姉の叫び声が襲ってきた。己のしていることの意味にまったく理解が及ばず、普段はひたすら穏やかな彼女のその時の驚愕したようなその響きから、世の中にはしてはならないことがあるのだと薄々思った。

たとえ自分の幼い弟のこととはいえ、その時、まだ若い娘だった姉にとっての周囲に対する羞恥たるや想像もつかないものだったに違いない。弟を無理やり引っ張ってその場を思わず急いで立ち去ろうとする姉の狼狽と、瞬時に手に伝わってくる彼女の有無を言わせない力だけが印象に残っている。同時に世の中にはとりかえしのつかない行為というものがあることも。

今もなお時々彼女の高校生時代、連れられてＪＲ（当時は国鉄と言った）で、その町から一時間程の稚内市で天ぷらうどんを馳走になったことを思い出す。子供心にも、「この世にこんな美味しいものがあるのか」という驚きである。しかし上述のエピソード以来、姉は何も語らなかったが私を連れ出すことはなくなった。

その姉も今を去る二十年前六十七歳で、末期がんで亡くなった。あの突然引っ張られた時から六十年以上の歳月がたち、私も七十二歳になった。老骨の現在も時々付き添い医師として引きこもりの少年たちを連れて臨床心理士、作業療法士とともにアウトドアに向かうことがある。

昨年は千歳川下流でカヌーによる川下りを行った。半世紀近い年下の女性たちからオールの持ち方などを教わる時、ふと彼らがそんな世代の娘というよりも、かつての姉の再現のように一瞬思われてくることがある。今年は南幌温泉近くの三日月湖で同じくくだんの少年たちの付き添いでワカサギ釣りに行った。初めての体験で、いつまでたっても成果があがらない様子を見るに見かねて、少年たちの指導の合間に「先生、こうすると釣れるのよ」と教えをたれる手が釣り竿に触れてくる。そんな時の彼女たちは、日頃何かと診療上の相談を持ちかけ、その都度の指示を、必死に吸収し、受けとめようとしている同じ若手職員とは思われない。

いつのまにか、私はかつての姉から世話を焼かれていた小学生に舞い戻っている。「院長、おトイレは大丈夫ですか？　近くの温泉で借りましょう」と案内される。先に用を足して売店で待っている彼女たちの姿をみると、遠い昔、デパートのトイレの前で心配そうに待ち構えていたかつての姉の姿がよみがえってくる。彼女に連れ歩かれていた幼い少年の頃の心象風景が今もなお密かに生き続けていることに驚かされる。
同時に〝年下の姉たち〟にとってその場にそぐわない行動がこの身に突然現れてきやしないか、小学校三年の時にあった売場から「引きずり出されかねない」彼女らに大恥をかかせるようなまさかの失態が生じたらどうしよう……という一瞬の緊張感も訳もなくふいによぎりだす。大顰蹙でその直後から、彼女たちから永遠に口もきいてもらえなくなるような……。

そんな時、嬉々として釣りに興じていたひきこもりの少年たちの方が余程自分より余裕に満ちたまともな紳士に見えてくる。そして〝姉たち〟から「あら！　またまた……良く釣れたわね！」と励まされている彼らが訳もなく無性に羨ましく思えてくる。そこでは「うむ、なかなかやる。良くチャレンジしている……あとでしっかりとねぎらわなければ……」という上司として彼女たちを評価する立場はいつのまにかすっぽりと消え去っている。すでに母親となって久しい現実の娘たちよりはるかに若いはずの彼女たちが故姉の同じ年代の生まれ変わりのような……。そして深層に眠っているかつての小学生が、囁きだす。「僕の方も、もう少しかまって欲しい……」。

無事に病院に戻って彼女たちが揚げてくれた、からくも収穫し得たたった一匹のワカサギの天ぷらを口にした時、「この世にこんな美味しいものがある！」というはるか昔、稚内で姉が食べさせてくれた天ぷらうどんの味がよみがえってきた。病院の〝姉たち〟からやっと弟として受け入れられた‼　そんなほっとする心に満ちた秘められた瞬間である。

ハーモニカ少年の午後

中学に入学したばかりの頃だったろうか？　なかなか極意を教えてくれない次兄の吹き方の見よう見まねでやっとハーモニカに舌でベースを加えられるようになった。得意満面に友人宅で披露すると、直後に「ハーモニカは楽器ではないと言われているのを君は知っているか？」とそのクラスメートから告げられたことがある。

失意のあまり、何故と返す言葉もなかったが、なんとはなしにそうかもしれないと納得せざるを得ないふしもあった。

一見平易に聞こえる「浜辺の歌」「花」では半音階の小節が一カ所あるが、その半音階小節が曲に品格を与えている。そのためには複音ハーモニカでは無理で、クロマチックハーモニカでしか演奏できない。一方で後者ではスライド操作に慣れが必要で、音量にどうしても限界がある。当時やっと購入したマンドリンについても同様のことを言われた記憶がある。

その頃学校から帰宅途中、近所の開業医宅のベランダ越しに一歳年上の令嬢のピアノを練習する音をしばしば耳にしてきた。曲の内容はよく解らないが深窓からの複雑な音階に子供心に本物の楽器の音色とはこんなものなのだろうなと薄々感じた。高校入学後やっとギターを習い始めた時にその奏でる和音の奥行きからついに本来の楽器にたどり着きつつあるという喜びがあった。でも結局ものにならず、演奏できたのは映画「禁じられた遊び」の主題曲「愛のロマンス」程度だった。妹からは「兄貴は、未だにそれしか弾けないの?」としばしば揶揄された。程なくハーモニカは机の引き出しの奥に埋没し、マンドリンのケースは埃をかぶり、ギターは切れた弦のまま実家の隅に放置されるに至った。移り気な主を恨むがごとくである。

その十数年後、北大精神医学教室入局程なくのことである。先輩の結婚式で何か披露せよと医局長からの命令が下った。新郎にはもう一人の共に尊敬する先輩とともに直前の自分の結婚式で、入局一兵卒の後輩のそれにもかかわらず、受付までして戴いた恩義がある。芸のない自分にとって窮鼠猫を噛む想いで、やむなく以来まったく手にしなかったハーモニカ演奏することにした。

ところが……いざ披露宴が始まると私の前はグランドピアノ演奏だった。ショパンのバラードだろうか……その朗々とした響きと音色はこれから教室の将来を牽引することになる彼の門出を祝うにはいかにもふさわしいものに思われた。そのあとのかつて「楽器ではない」と言われたハーモニカ演奏……まずいと思ったが時すでに遅い……。

宴が終わると媒酌人であった教授の奥様から「あれ、なかなか良かったわよ」とのお言葉を戴いた。おそらく自分の冴えない表情が妙に気がかりで、見るに見かねて思わずわざわざ駆け寄り、声をかけられたのであろう。それ以来二度と人前で演奏しないと決意した。

その後四十年間ハーモニカは冬眠の日々が続く。

昨年のことである。たまたま遊びにきていた三歳の孫娘相手に聞かせると「お爺ちゃん、格好いい！」という言葉がでてきた。それで何かこの楽器に関する過去のトラウマが突如薄れてゆく想いがした。

程なく認知症デイケア主任から、正月に院長からご挨拶か歌か何かを、と頼まれた。その時ついに意を決した。ハーモニカで日本の四季を演奏するのはどうだろうか？　昔の唱歌……それなら半音階が少ない。「春の小川」「夏は来ぬ」「もみじ」「冬景色」そして最後は「ふるさと」でしめる。

演奏が進むにつれてデイケア利用者の七十代〜八十代、さらには九十代の皆さんまでがメロディーにあわせて歌いだした。

その後外来で、独り暮らしで九十歳過ぎの認知症女性が私の演奏を覚えてくれていたことには驚いた。

「遠い昔がよみがえる」と。

彼女は「早くお迎えが来てくれたら」といつものように訴える。

「来年のハーモニカ演奏まで生きていてください」と伝えると、「来年にもやるのですか」と驚いたように反応を示す。「その予定です」とあえて思いがけなくも返事をすると、「それを待っている」と診察室からいつになくそそくさと退室した。常々は長々と「生きているのがつらい」と訴えるのだが……結局その年の秋に彼女は孤独死で発見されたが……。

「懐かしかった」と語るその時の喜びの表情が未だに忘れられない。


今やギターは指が固くなり、フレットを充分に抑えきれず、「愛のロマンス」の一楽章すら弾けない。一方で、小中学時代の孤独な少年の午後のハーモニカが、唯一未だにこんな場面で活かされるとは!!……。

「ハーモニカは楽器だ!!」と六十余年の歳月をえて、初めて、認知症の患者さんたちから勇気と支持を戴いた……。

人生って不思議なものです。

際どい話

先生！　ちょっとご相談があるのですけれど……。

実は私たち夫婦、セックスレスなのです。夫が十歳も年下でしょう……。

我慢して受け入れなければとも思ってはいるのですけれど……。

――思わず診察室後方のドアを閉じる。

それに最近夫が妙に私に優しいんです。それもべとべとするような……。何かあるのではと思ってしまいます。

彼に愛人がいるとでも？

そうです。

――確かにかつて自分の母親が「お父さんが妙に優しくなる時は要注意なのよ」と呟いていたことがある。

男の人にはそういうところがあるでしょう？

よくはわからないが、少なくともあなたに気を遣っている、大事な存在と意識していることだけは確かだよね……。
先生はそんな体験はお持ちではない？
特別には……。
だったら淋しい人生ですね。
――言われてしまった。

二週間後の診察場面でのことである。彼女は妙に生き生きとした表情で入室してきた。日頃の体が揺れるという症状のことなどどうでも良い様子である。先生！　セックスできました！　それも週に一回はしているのですよ！
良かったね……診察回数はもうこれからは月に一度でいいね。もちろん、と彼女はうなずく。

初夏のことだったろうか？　A女医とある喫茶店で歓談したことがある。もっぱらこちらが相談役になる立場が多い。元山岳部の彼女は、近々裏大雪《だいせつ》のツアーに参加する予定だと。知り合いもおらず私一人なので、先生もよかったら如何です？　と問いかける。話のついでに一見何気なく出たような誘いだった。自分にとっても初めての山なので惹かれるものがあった。

ただ妻のことが少し気になった。当然誰と一緒？　というやり取りになる。ただでさえ腰痛で自分一人休日に置いておかれることに不満を持ちがちだ。ましてや後輩とはいえ独身の女性と一対一で行くなどということが発覚したらただで済まない。黙秘を決め込めば絶対に大丈夫なはずだが、妻には自分の言動に対して何か本能的嗅覚がありそうだ。思わずその日はちょっと都合が悪そうだと歯切れの悪い調子で返答した。彼女はそれ以上この話題には触れなかったが、後からこのことがしばしば思い返される。もしあの時同行していたら両者の仲はどうなっていただろうかと。

妻に思い切って結婚のプロポーズをしたのもさる登山から札幌大通り公園に帰った初夏だった。

いかにツアーとはいえ、顔見知りは二人だけのそれである。

共にすることで、それまでにはない、思いもかけない感情を呼び起こしたかもしれない。お互いの関係の節目にその登山はなっていた可能性をふと思い浮かべる。

思えば我ながら気の弱い男だとふと思う。せっかくの人生のときめきの機会をふいにしたとも思われる。むろん自分には左記にある不如意により、せいぜい藻岩山《もいわやま》か円山《まるやま》登山が精いっぱいという隠された事情もあった。ときめきを持たせる仲になるには余りに程遠い。むしろ期待を裏切り、もうこの人とはこりごりだと思わせるのではという懸念もあった。それであれば距離をおいた世界での交流を細く長くも悪くはないではないか。かくて未だに分相応に「安全で」「安心できる」良い人、上司を続投……。にもかかわらず、「だったら淋しい人生ですね」と言われたことが何故かふと思い返される。

横浜の精神神経学会A会場は午後六時を過ぎても満員の聴衆だった。午前のセッション同様に大人の発達障害がこれ程関心を持たれているのが驚きである。かき分けるようにして、遅くなったが会場ロビーに出た。待ってくれているB女医の姿を見て安堵する。二年前と比較して、お互いに齢を重ねて行くのを確認し合うような間柄を否定できない。ただ彼女と一緒にいる時はホッとする面があり、こちらも一切自然体になるのが不思議である。同級生との再会のようなものである。みなとみらい線を経由して渋谷まで出た。

途中で車内の座席がひとつ空いたので座らせると、こちらのセカンドバッグを持つと言う。とたんに「随分重いのね」と驚いたように発する。「つい空港で文庫本を買う癖があってね……」。中身は本のみならず尿取りパッド・紙パンツで埋まっているのだが、それは言えなかった。夕刻の渋谷駅の人通りは並みの賑わいではない、人の群れ、群れといったところか……道玄坂をちょっと上がったところに目的の元祖くじら屋はあった。

ここでもボックス席を予約できたのは運が良かった。途中でトイレに立って戻ってくると、「例のバッグは必要なかったの？」と問われる。やはり彼女はバッグの中がその種のもので埋まっていたのを知っていたのである。同時に、おそらくこの人の身体的喪失は以来、相当なものに違いないと察していたに違いない。正直に前立腺がん術後三年で再発はないがちょっといろいろ障害が残ってね……と告白する。尿漏れ後遺症とも聞こえるがそれ以外にも及ぶとも聞こえる。不思議にこんなことを平気で言えるのもお互いに齢のせいだろうか？

だが彼女は「思っていたより元気そうでなによりよ！」とさして気の毒がる様子もなく、そのことはさも忘れたように励ましてくれた。彼女とは三十年来の付き合いである。閉店の十一時近くまでいて、副都心線改札口で握手して別れた。以前のように異性を意識して食事をするということは影を潜めつつある。それでも一切気兼ねなしに久々の出会いを懐かしむ男女もありかなと思う渋谷の夜だった。

時はどんどん経ってゆく。初めて会って幾歳月……まるで齢を重ねた疑似姉弟である。お互いに元気か？　と声を駆け合う、もはや人生の戦友といった間柄になっているのかもしれない。

高校同期の古希を祝う席のことである。同じテーブルの隣席にかつてのクラスメートのC嬢がいる。

ふと彼女が「ねえ、ねえ、同じクラスで好きだった女生徒は誰だったの？」

……………

「あら厭だ。あれからもう五十年以上もたつのよ。おっしゃいなさいよ。もう時効よ」

……………

「相変わらずね。気が小さいんだから……何のために七十年も生きてきたの？　もう物故者もいるというのに……。私、代わりに告ってあげる！……」

お互いにイメージをつぶしたくないという考えもあり、と言いかけたが……。

「あなた、その後、医者になったって本当？　半世紀たってもやっぱり意気地なしの恥ずかしがり屋なんだから……ちっとも変わりやしない」

図星である。

発展家だった故父には永遠に追い着けない息子なのかもしれない。

見果てぬ夢

統合失調症の患者さんで発病直前までの中断された営みをいつまでも繰り返している姿を時に見かけることがある。外来で出会う六十代の彼もそのうちの一人である。二十年以上の入院生活のあげくやっと退院してグループホームでの単身生活をなんとか開始しだした。時々「先生これを見てください」とよく解らない数式が書かれているノートを見せる。「〇〇の定理を発見したのです。東大数学科教室に送ったのですが返事が来ないので困っています。嫉妬を買って握りつぶされたのかもしれません。高校時代は数学の素質があると言われまして……」「それが病気で叶わなかったのだね……」。

黙って頷く。

「日中はそれ以外では何をして過ごしている?」「『アルハンブラの思い出』を練習しています」。難曲で有名なギター曲だが、トレモロの美しさは比類がない。「今でも指が動くのかい?」と問うとニヤッと笑う。彼は失われた青春を今もなお日々取り戻そうとしているかのようだ。

その時、それに似た営みが自分にもあることに気が付いた。六十歳過ぎてテニスを始めて十年以上になる。未だに初級クラスで、見かねたコーチが最近やっと中級クラスに入れてくれた。妻に「ついにやったぞ！」と告げると「馬鹿ね……いい加減この齢で十年以上も、周りに恥ずかしくないの？」という言葉が返ってくる。彼女は私の以下のトラウマを知らない。

関西のさる大学に在籍していた頃のことである。その大学の入学試験のアルバイトをしたことがある。校門に立ち受験生を会場に案内する役だった。試験開始に五分程遅れて駆け付けた受験生がいた。急いで会場に連れてゆこうとしたら、監督事務員が待ったをかけた。規則で入室できないという。悔しそうなその表情が未だに忘れられない。「いいや！どうせ有名私大に合格しているんだ、こんな大学には腐っても入ってやらない」と言い残して去っていった後ろ姿が印象に残っている。同時に役人の融通性の無さに驚きもした。

昼休みになった。春爛漫の受験日のキャンパスでテニスにいそしむ男女の学生の姿が見える。コート上の短パン姿の女子学生の後ろ姿がまぶしい。ふと一人の若い事務職員に話しかけられた。「君は昼間の学生かい。僕は二部の夜間学生で日中はこの大学で事務をとっているが……」。テニスを楽しむ彼らの姿を見かけて「同じ青春でどうしてこうまで差があるのだろう、俺たちと……」。

何故か彼は自分を同じく女性に恵まれない異性との縁に乏しい男子学生のひとりとして服装、容貌から直感で認識したようだ。思わず否定したかったが、事実はそうだった。一方で彼からは下っ端役人と貧乏学生の日々にどうにもならない鬱屈が伝わった。「君は朝の制止をかけた職員の姿をどう思う？　あれは俺たちの十年後、二十年後の姿だよ。コートで青春を謳歌する目の前の彼らには無縁の……」。先程の入室に制限をかけた中年の役人も同様な青春を送り、謹厳実直さの陰にいつのまにか宿した心の狭さと隠れたルサンチマンがあのような行為に及んだと言いたかったらしい……。その言葉に何も答えることができず、黙って頷き、聞き入ることしかできなかった。


一カ月ぶりのテニスだった。休憩室に行くと○○嬢の横顔が目に入る。こちらが声をかけるともなく彼女も振り向き、「あら、待っていたのよ。二カ月ぶりね……」。

一カ月が二カ月に彼女には感じられたということか……。

「一体どうしたのかと皆で噂し合っていたの。でもこれで安心したわ」

「いやもう皆、上の級に上がって、この初級は自分一人だと思っていたけれどこちらもほっとしたよ」

実際昇級した彼女にはもう縁がないと覚悟していた。

テニスコートに入ると「お帰りなさい」という彼女の言葉が「こんなに涼しげな声だったか」と新鮮に聞こえる。

遠く、叶えられなかった青春を取り戻したような一瞬だった。

「東大数学科教室から何か便りが来るといいね」と上述の患者さんにはつい言いたくなってしまう。妄想を強化しかねない治療者としては禁じ手を犯したくなる自分がそこにはいる。

失われた時を訪ねて

京都にて――

出町柳から鴨川沿いにわずかに下ったところにその古い町並みはあった。

「今日は」と格子戸を叩き続けるも、いつまでたっても返事がない。テレビの大音量だけが伝わってくる。見かねた隣人が、「おそらく耳が遠くて聞こえていないのでしょう。今電話をこちらからかけてみますから」と気を遣ってくれる。

「あらMちゃんやないか！　お連れは奥さんかいな……」
「違うよ。長女だよ」
「そんなに齢いったん!!」
「ちょっと両親の墓参りのついでに立ち寄ったんや」

いつのまにか自分も関西弁になっている。

「まあ、おあがり」

「N子ちゃんのお参りもさせてもらおう思うて……」

祖母がよく拝んでいた見覚えのある仏壇のうえに従妹の着物姿の写真がある。

「さあ、ここや」

二十歳過ぎ頃のそれだろうか。

「お父さん、綺麗な女性ね!!」

八十八歳になってなお一人暮らしをしている叔母にとって唯一の形見だ。

「あんたが一緒になってくれれば、あの娘ももっと長生きしてくれていたと思うわ……」

ふと洩らす叔母の言葉に沈黙以外に何も返す言葉がなかった。

あたかも聞こえなかったように「がんで、二十八歳で亡くなったこの叔母さんの一人娘さんでね……」。近々嫁ぐ長女K子にはただそれだけ伝えるにとどめた。

自分が浪人時代、将来N子と一緒になるべくこの家に養子の話があった。受験に失敗していつの間にか縁がなくなった。研究者になるのが夢だった当時の自分にとって、もしも合格していたら本当に養子に入ってこの従妹と京都暮らしを続けていたかもしれなかった……。

奥の坪庭も含めてこんなに手狭な間取りだったかと驚く。よく寝泊まりした二階の部屋も思っていたより狭かった。N子の住む当時のこの家は自分にとってそれだけ存在感があったのかもしれない。

光福寺境内の両親の墓前では私に続いて、じっとK子が手を合わせる。祖父母のことが記憶によみがえるのだろうか?? 墓参を終えて、なにごともなかったかのように、叡山電車で共に鞍馬に向かった。

賀茂川縁に向かう二人に、「まるで夢みたいや……」と手を振り続ける叔母の顔を脳裏に焼き付けながら……。

大阪にて――

十二月二日、三日と精神保健指定医更新のための講習会で大阪に出向いた。

ＪＲ大阪駅と梅田界隈はまったくマンハッタン状態になっていた。

夜の御堂筋を探るも、かつての目印だった阪急百貨店、曽根崎警察が高層ビルに隠れて見当たらない。ただ近松門左衛門の曽根崎心中の舞台となった「お初天神」だけはビルの谷間にひっそりと垣間見え、妙にほっとする。右往左往してやっと見つけ、淀屋橋に向かってみた。五十年前の同じ冷え込みの強い夜、モーツァルト弦楽四重奏曲十四番を手にしたレコード店はすでになく、一瞬淋しい想いがよぎる。

六大都市でこれ程ごちゃごちゃとして猥雑さに満ちた街はない。その面影は相変わらずである。

娘や孫に、父として祖父として胸を張って二十歳前後の時代を過ごしたところとして今もさらさら紹介する気になれない。

淀屋橋で京阪電車のネオンを目にした途端に、これで京都出町柳に行けると乗り込んだはいいが、突然何を思ったか次の天満橋で降りてしまう。暗闇のなかの天満宮境内を経て、門前町天神橋筋にいつのまにか足を運んでいた。

五十年前に下宿していたウナギの寝床のような路地裏をやはりつい探してしまう。ありえないと思えた馬蹄型の長屋一帯に入り込む路地が見つかった。周囲はほとんど廃屋で、各戸の玄関には不動産会社の貼り紙が見える。

ところが人気のない奥に昔の自分の下宿部屋がひっそりとあった!! まるでつぶれかかった物置のように!!

かつてそこで世話になった叔母夫婦も従妹も他界した今、阪神大震災にも倒壊せず……。摩訶不思議というほかない。

江別にて――

すずらん病院夏祭りでの出来事である。職員の激励を兼ねて、催しものを見ているうちに、どこかで見たことがあるような中年女性から挨拶を受けた。途中採用になった非常勤職員だろうか？　二百名近くもいる職員構成である。見覚えがないこともあるだろう……。

祭りの進行役と立ち話をしていると件《くだん》の女性がつかつかと寄って来た。

「実は三十年程前に御一緒に仕事をさせて戴いた者ですけれども……」。

「それでは私の前の病院時代のことでしょうか？」

「はい旧姓○○と申します。当時△△と結婚いたしました……」

「思い出しました。あの時の!!」

看護学校を卒業したての若い看護師で、まるで蕾のような可愛らしさがあり、同じ高校出身と分かり、親しみを感じないわけでもなかった。程なく同僚の若い男性と親しくなり、通勤時も手をつないで余りにも人目を憚らぬ印象を与えるので一度注意したことがある。その時「先生とはもう口をきいてあげないから!!」と言い返されたことがある。いかにも「あなたは私のこと、実は大好きで、やきもちを焼いているんでしょう!!」と言わんばかりだった。

「その後、彼は亡くなり、また縁あり再婚しました……。あの病院からの異動で十年余り総合病院に勤めて、今は近隣の看護専門学校の教員をしています。実は学生実習でこの病院にお世話になっておりまして……」

　当時の初々しさや、華やかさの面影はなくなってはいるものの、今やすっかり大地に根を張った中年女性になっているというべきか……。ひたすら彼女の言うあれから三十年経っているという歳月の重さを思い知った。「先生は相変わらずですね。当時の印象とほとんど変わってらっしゃらない……」そんなリップサービスを受けて、ふと自分が四十歳頃の時代を思い浮かべた。

　副医長という病院中堅で何かひたすら頑張っていれば人生が右肩上がりになってゆくように信じられた時代だったような気もする。ふと我に返ると古稀を迎えている。彼女の顔を見るとあっという間の三十年だったような想いにとらわれる。何かを認めたくない否認の感情が突然脳裏をかすめた。「もう口をきいてあげないから!!」と駄々をこねるようなかつての小生意気な娘はもうそこにはいない……。

　口はきいてもらえたが、「これからもどうぞ宜しく」と、いささか色香から卒業したような落ち着き払った女性だけがそこにいる。

札幌にて──


平成三十年九月六日朝、ＪＲ、地下鉄等公共交通機関は一切ストップ。タクシー会社に電話をしてもまったくつながらず……停電で信号は機能せず、病院からのその後の連絡を待つしかない。そんな時に待ち構えたようにスマホに呼び出しがかかる。

「私よ!!　旧姓○○……解る？　実は今札幌にいて、今朝方ホテルを追い出されたの……今夜泊まれる宿、地元のあなたなら探してもらえるかと思って……」

外語大時代のクラスメートの女性だった。冗談じゃない、電源を少しでも保たなくてはと内心焦る。「申し訳ない。病院の予備電源に限りが出て、入院患者用の食材も一日半しか持たない。緊急事態で手がいっぱいでどうにも余裕がない」ときっぱりと断る。「停電の自宅でも、もし良かったら」と思わず口から出かかったが何故か言い淀んだ。

夜のとばりが降りるとともにそちらの方も気がかりになって発信してみる。「なんとか見つかったわ!!　それよりも病院の方、頑張って!!」。その励ましの声で途切れていた五十年の歳月が一瞬つながった。

二日後、彼女から「無事に東京に戻った。忙しい時に電話して申し訳なかった」という

メールが届いた。こちらは程なくしてやっと停電解消し、食材もなんとか目処がたったが、
その後、彼女との間は再び停電のままである。

ニセ学生

「後期高齢者」になるにあたってふと思うことがある。若い時のあの時代は今の自分にとって一体、何だったのかと。決して過去を懐かしむというたぐいのものではない。

外語大生だった頃の話である。当時七十五歳のさる高齢者夫婦宅に下宿していた。ある時、その老夫人から「あなた本当に外語大の学生なの？」と問われた。「前の中国語学科の学生の時は上の階から発音練習する声がしょっちゅう聞こえていた。あなたの場合ロシア語学科というけれどロシア語の発音が一切聞こえてこない」。学園紛争たけなわの時代とはいえ、終日音楽を聴いている今でいうひきこもりの学生と言ってよかった。

彼らにとってみれば、用心棒としての下宿人をおいたはずなのに、ＨｉＨｉニッカという安い酒ばかり飲んだくれて、いるのかいないのかさっぱり分からない。極めつけは「今朝は大学に向かう駅の方でなく別の角を曲がったわね」「ひょっとしてニセ学生では？」と行動を観察され、噂されるはめに陥ったことだった。昔ながらの古い街だから致し方ないとはいえ、ニセ学生の評判は余り気持ちの良いものではなかった。

それでも高度成長時代で一部上場企業でも、たいていの学生はどこかに入社できる良い時代だった。さる大手の商社面接でのことである。まず成績を問われる。四十人中の十五番ですと型どおりに答える。劣等生だった自分にとって幸いなことに、クラス仲間で「お互いに十五番で統一しよう」との打ち合わせがあった。「学生時代、もっとも充実した時間はなんですか？」と問われた。当然予想すべきその問いに「下宿でモーツァルトの音楽を聴いている時です」と答えてしまった。むろん不合格である。

その後も下宿の主人からしばしば不合格通知が手渡される。申し訳なさそうにする彼の表情がかえって気の毒に思えた程だった。それでも十二度目に、浜松のさる楽器会社の採用試験に合格した。楽器販売指導員という職務で……。試験には楽器演奏がありラモーの二つのメヌエット、スカルラッティのソナタをギターで演奏した。人事担当者の話では君には将来、東欧でピアノ販売に専念してもらうとのことだった。両親には名の知れたさる会社の、単なるセールスマンではない、れっきとした貿易担当の専門職として採用されたと偽って安心させた。

ずるずると卒業の日が近づいた。ロシア語講読の時間だった。その中で突出して訳読のできない学生がいた。困り果てた指導教授がため息まじりに発した。「君！　こんな出来では卒業生としてはとても認められない。本学の恥である。どうだ。もう一、二年やり直さないか？」。むろん留年せよという意味である。「故郷では両親がせっかく決めた息子の就職を心待ちにしています。何とかお願い致します」とたまらず土下座してしまった。

見かねた隣席のクラスメートが「実はこいつは郷里の医学部に再入学するつもりなのです」と合いの手を入れた。「何故再入学なのだ？」いぶかしげに問うその教授に「私は卒業論文にチェーホフの作品論をとりあげました。北大で精神科医になり、精神科医でもあった彼自身の文学に対する影響を追求・追体験したいと思っています」思わず思い付きのまま喋り抜けた。実は卒論にはチェーホフの短編群がもっとも手っ取り早く仕上がる格好の対象だった。「面白い、そんな出身者もいても良いか……許す」「ただし本学卒業生であることを名乗ってはならない」。

その後五十年以上の歳月が流れ、当時の老夫婦と同じ年齢になった。精神保健指定医講習会出席のついでにふと昔の下宿に立ち寄ってみたくなった。会場から私鉄沿線沿いに三十分、駅の様相は変わるも駅前の昔ながらの商店街に見覚えがあった。ほとんどそのアーケードの印象は変わらない。一丁程進んで角をまがると例の屋敷があったはずだ……。鈴虫が鳴く、苔むした落ち着いた風情をともなったかつての日本風の家屋は高層マンションに変わっていた。「あの時のニセ学生か！」とこの世に存在するはずのない彼らの霊があの庭と家屋からこだましてくるのを期待したが……。「今度はニセ医者に変わっていたか！」と揶揄されかねないにもかかわらず……。

マンションを見上げながら、戻ることのない失われた時の流れをかみしめつつ、その場を去ろうとしたその時、今は鬼籍に入られたというあの教授との約束は未だに果たされていないことをふと思い返した。

それればかりか……。

アリバイ的卒業のためにとりあげた中編「無名氏の話」では、若い娘から「あなたは人生を愛しておいでですけれども、私は人生を憎悪しています。ですから、私たちの道はわかれわかれですわ」と問い詰められて主人公が沈黙でしか応ぜられないくだりがある。外来で、自殺企図を繰り返す十九歳の女性に「何故生きていなければならないのですか」と問われて、未だに何故か説得力ある答えを出せない自分がいるのは不思議というほかない。

精神科医になって四十年以上にもなったはずなのに……。

そればかりか……。

「先生、カウンセラーを紹介してください」と患者さんから大真面目に告げられることがある。

ひょっとして、薬処方しか眼中にない「この医師に打ち明け話は期待できない」と、こころを扱う専門医としては見限られているのかも……。

ニセ学生と呼ばれた五十年前のトラウマが蘇ってくる瞬間である。

おわりに

北大医学部卒業程なく精神科医新人として赴任した頃、精神医学教室同門会誌（第五号一九七九年）に投稿した一文です。

暑中見舞い

『暑中お見舞い申し上げます
今後とも宜しくお願い申し上げます。
国立療養所準看護学校　生徒一同』

こんな葉書を受け取ると改めて、看護師さんの卵を教えることに参加しているという自分の立場が不思議に思われてくる。

六月、道東の療養所赴任早々の事である。所長曰く「神経系の解剖と生理を宜しく頼みます。隣の療養所から是非ということで……卒業して未だ日は浅いし、少しは記憶しているでしょう」と。「自分こそが生徒になりたい」と今さら学生時代からの不勉強を理由に逃れる訳にもゆかず、当初随分とまどいをおぼえたものである。以後講義をする時間よりも下調べの時間の方が異常にかかるという奇妙な日々が続いた。冷や汗と浮き足講義の連続、「なに冗談の一つぐらいは」と力んでみても空回りのことが多い。とはいえ最近は生徒の顔もしだいに脳裏に焼き付けられ、一人一人の反応らしきものを窺えるようになりつつある。

葉書を見つめているうちに何かふとしたことから、十年程過去のことが思い出された。当時外語大の学生だった私は下宿仲間数人で隣接する病院の看護師さんに集団でデートを申し込んだことがある。中に準看護学校の生徒をしながら勤務についているという一女性がいた。「毎日が大変ですね」と語りかけると逆に質問されたことがある。「あなたは毎日、何を生き甲斐に生活されてますか?」「生き甲斐なんかはありません。そうですね……毎日下宿でモーツァルトでも聴いているのが唯一の充実した時間ですよ」。一端《いっぱし》の芸術愛好家気取りと「てれ」が交錯したような気分で答えたことを未だに忘れない。

「私、苦しいけれども毎日が充実していますわ……。何がなんだかよく解らないで四年間も大学に身をおき、その上、部屋で寝転がって音楽を聴いているのが生き甲斐だなんて、私、そんな人、淋しい人だと思います」

「より内容豊かなものであれば与えられる充実で満足して悪い理由など見つかりません。むしろ自ら作り出す本当の充実など、どれだけ存在するでしょうか?」。自分でも訳の解らないことを言い立てて無性に反論したことだけが印象に残っている。後で下宿仲間の一人が、「おい、あれはまずかった。ああいう時はさらっとかわすものだ。未だ十七や十八の娘だろう。まったくお前という奴は! せっかくの可愛い娘を!」。いかにも野暮天なことをやってくれたと言わんばかりである。曰く、「まだまだそちらの方の修行も足らん」。


またその「苦しいけれども充実した」人たち二十名に密かに畏敬の念をおぼえつつ教壇に立つ今日この頃である。そして「起立!」「礼!」の挨拶を受けるごとに一抹の羞恥が背中を走り抜けることに未だ変わりはない。

本書を妻三千子と、すでに名前も忘れた「私、そんな人、淋しい人だと思います」と言い放ったかつての準看護学生と、「まだまだそちらの方の修行も足らん」と説教した旧友に捧げたいと思います。

著者プロフィール

安田 素次（やすだ もとじ）

1948年、京都市生まれ。
大阪外国語大学ロシア語学科（現大阪大学外国語学部）卒業。
北海道大学医学部卒業。
北海道大学医学部精神医学教室非常勤講師（1998～2018：自殺と精神障害）。
市立札幌病院静療院（現市立札幌病院精神医療センター）院長。
現在、江別すずらん病院院長。医学博士。
日本老年精神医学会専門医・指導医。
日本精神神経学会専門医・指導医。

診療の片隅で 精神科医の私的体験記

2024年7月15日 初版第1刷発行

著 者 安田 素次
発行者 瓜谷 綱延
発行所 株式会社文芸社
〒160-0022 東京都新宿区新宿1－10－1
電話 03-5369-3060（代表）
03-5369-2299（販売）

印刷所 図書印刷株式会社

ISBN978-4-286-25496-8